MALADIES DES FEMMES

TRAITEMENT

FACILITÉ

PAR L'UTÉROPHORE

DU DOCTEUR ZABÉ

AVEC PLANCHE

PARIS

CHEZ L'AUTEUR, 66, BOULEVARD DE SÉBASTOPOL,

ET CHEZ L'ÉDITEUR.

MALADIES

DES FEMMES

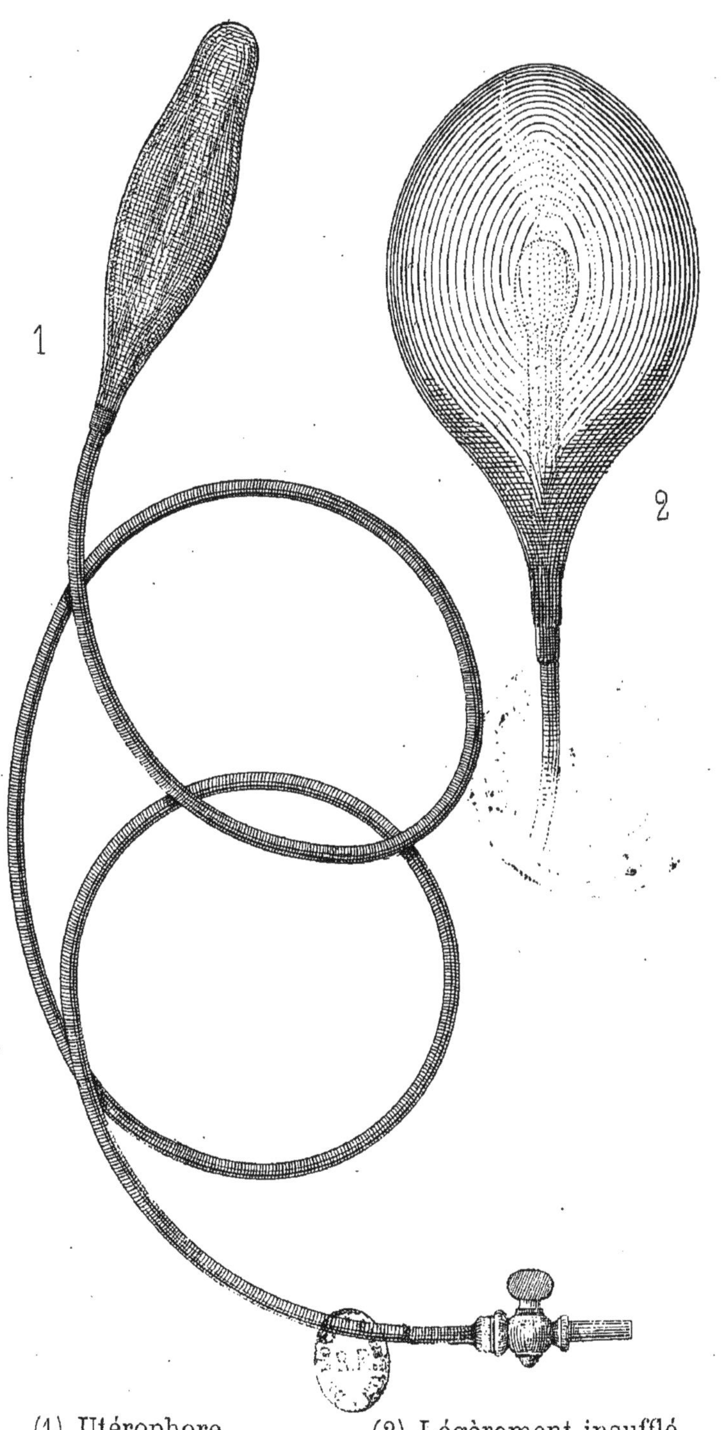

(1) Utérophore.   (2) Légèrement insufflé.

MALADIES DES FEMMES

TRAITEMENT

FACILITÉ

PAR L'UTÉROPHORE

DU DOCTEUR ZABÉ

AVEC PLANCHE

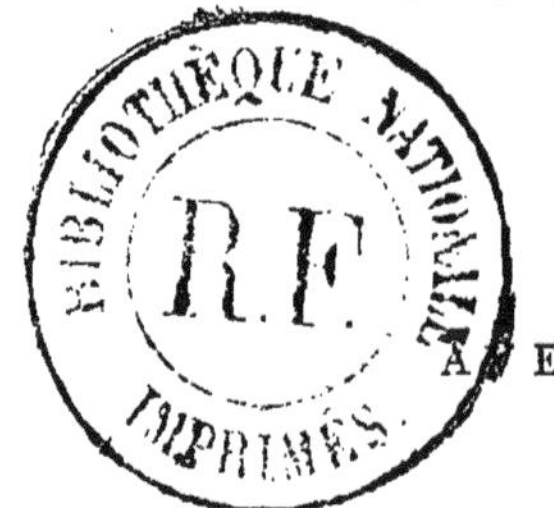

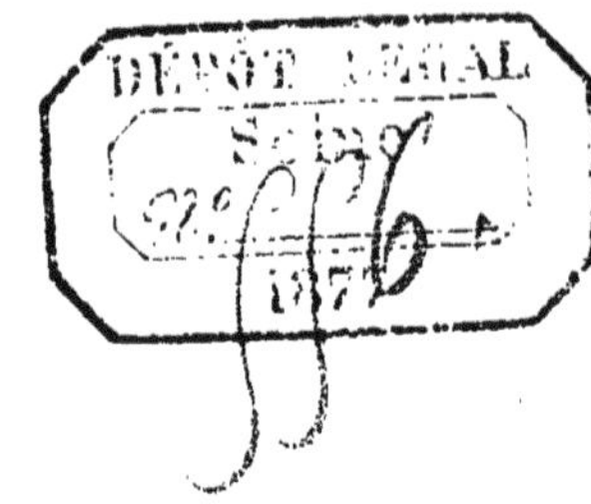

PARIS

CHEZ L'AUTEUR, 66, BOULEVARD DE SÉBASTOPOL,

ET CHEZ L'ÉDITEUR.

AVANT-PROPOS

Contrairement à beaucoup de maladies aiguës et même chroniques, les affections utérines ne guérissent pas naturellement. La méthode expectante ne produit que des résultats déplorables. Chaque jour, nous voyons des femmes qui, par ignorance ou apathie, ont négligé pendant plusieurs années de traiter une maladie dont les débuts n'avaient rien de grave. Et jamais la guérison ne s'est faite spontanément.

Il y a eu, au contraire, presque toujours aggravation; et l'intervention du médecin n'a été que trop souvent tardive.

D'autre part, les maladies utérines nécessitent à la fois un traitement général et un traitement local.

Le traitement général seul ne donne le plus souvent qu'une amélioration passagère.

Les pansements et les petites opérations répugnent à beaucoup de femmes. Est-ce fausse pudeur, ou crainte de souffrir? Le fait n'est rien moins que certain.

Aussi, en imaginant l'Utérophore, appareil qui permet à la femme, suivant les instructions du médecin, de remplir *elle-même* les principales indications du traitement local, avons-nous espéré triompher de ces difficultés, et assurer la guérison.

De l'Utérophore.

Rien que par le seul dessin, cet appareil, véritable *suspensoir* des organes génitaux internes de la femme, est suffisamment compris.

La femme se l'applique *elle-même* et des plus facilement, en se tenant couchée sur le dos, les jambes légèrement fléchies.

Préalablement l'Utérophore est trempé dans un topique médicamenteux répondant à l'indication fournie par la maladie.

Quelques mouvements de pression sur l'insufflateur, et l'adaptation a lieu. Le robinet, fermé, est suspendu à un des cordons de la ceinture.

Aucune gêne n'est ressentie pendant la marche ou au repos.

Cet appareil sert donc à la fois d'apport médicamenteux, et de support aux organes génitaux.

Ce double but est exactement atteint : c'est ce que nous allons démontrer, tout en décrivant sommairement les principaux éléments des maladies des femmes.

Ces éléments sont :

La *douleur* ;

Les *pertes* (fleurs blanches et pertes de sang) ;

L'*engorgement* de la matrice, l'*abaissement* et les *déviations* du même organe ;

Et enfin les *ulcérations*.

Ce sont là les sources des indications majeures du traitement ; et l'Utérophore, tout en facilitant l'exécution par la femme elle-même, donne les résultats les plus favorables.

De la douleur.

Dans le traitement des maladies des femmes, la douleur est une des plus importantes sources d'indications.

Tantôt fugace, tantôt persistante, elle existe soit dans la matrice ou autour d'elle, ou sympathiquement sur des parties plus ou moins éloignées.

Il faut la combattre, tout d'abord et de préférence, sur l'organe même, car la douleur exagère tous les autres éléments du mal, et suffit pour les rappeler, alors qu'on a eu le bonheur de les éloigner. Aussi faut-il la poursuivre à toutes les périodes de la maladie, même après la guérison, car elle persiste quelquefois, bien que l'organe soit revenu à un état satisfaisant.

Eh bien ! rien que par sa seule adaptation, l'Utérophore produit souvent un soulagement considérable.

Un tampon dans le vagin soulage parfois

sensiblement. Mais la malade ne peut se l'appliquer elle-même, et le garde avec peine.

Pendant les plus vives douleurs de l'accouchement, le doigt de l'accoucheur, placé dans le vagin, n'apporte-t-il pas une singulière détente?

Et dans les névralgies faciales, la compression digitale n'étouffe-t-elle point les élancements?

De plus, par le topique calmant que l'Utérophore tient exactement et constamment appliqué sur les parties qui sont le siége ou le point de départ de la douleur, la sédation est certaine.

Même dans les cas de cancer, c'est un moyen commode d'en atténuer les atroces souffrances.

Des pertes blanches.

Par elles-mêmes, *les fleurs blanches* ne constituent pas une maladie.

On les rencontre cependant dans presque toutes les affections de la matrice ou du vagin. Elles en indiquent l'état de souffrance, et en sont un signe d'autant plus précieux que faciles à constater, ce sont elles qui, à juste titre, alarmant les malades, les engagent à consulter le médecin. Toutes les fois qu'une femme a des pertes blanches, ses organes génitaux sont certainement affectés. Aussi, est-ce une opinion assez erronée que de croire que les fleurs blanches sont compatibles avec la santé.

Il serait tout aussi ridicule d'accepter que l'écoulement nasal, dans le rhume du cerveau, est un état normal. Et dire que de nombreuses femmes ont payé cette quiétude d'infirmités dégoûtantes, voire même de la vie !

Les fleurs blanches ont une odeur fade caractéristique. Mais, quand elles proviennent d'ulcérations de mauvaise nature, elles sont fétides et écœurantes.

Les maladies qui les occasionnent le plus souvent sont :

L'*inflammation* du vagin et celle de la matrice ;

Les *ulcérations* des mêmes parties ;

Le *catarrhe de matrice,* qui est si fréquent ;

Enfin les *engorgements* et les *déviations* du même organe.

Les fleurs blanches sont-elles un peu jaunâtres, semblables à du lait? Elles viennent du vagin. Alors, au moyen de l'Utérophore, on tiendra les parois du vagin isolées du col de la matrice, et constamment imbibées d'un topique résolutif approprié. Par le fait même, leur état inflammatoire, cause de l'écoulement, sera modifié et la guérison rapide.

Chez l'homme, dans la blennorrhagie, le moyen le plus sûr d'y remédier, n'est-il pas d'introduire dans le canal de l'urèthre une bougie médicamenteuse ?

Les fleurs blanches ressemblent-elles à du blanc d'œuf cru ? Elles proviennent alors de la matrice. Aussi, avant d'appliquer l'Utérophore, sera-t-il urgent de faire une cautérisation intra-utérine.

Mais qu'elles s'échappent du vagin ou de la matrice, l'Utérophore remédiera toujours aux brûlures et aux démangeaisons quelquefois insupportables des lèvres et des parties supérieures des cuisses. Dans tous ces cas, l'Utérophore est donc des plus utiles. Car faire disparaître les pertes blanches, c'est prévenir l'affaiblissement de l'économie et la foule des malaises dont elles sont le point de départ.

Des pertes de sang.

Ces hémorrhagies se produisent souvent *au moment des règles*. La femme s'en apercevra, parce qu'alors le sang se coagule facilement, et forme des *caillots* plus ou moins volumineux qu'il est aisé de reconnaître ; tandis que le sang des règles est poisseux, gluant, et ne donne pas de caillots. De plus, dans les cas de pertes, la femme se sent faible, elle éprouve comme une sorte d'anéantissement, des bâillements, des tiraillements d'estomac, de la pâleur à la face, de la paresse à se mouvoir et une grande tendance au sommeil.

Les pertes de sang peuvent avoir lieu *dans l'intervalle des règles,* d'une façon continue ou intermittente. Le sang, en quantité très-variable, est pur ou mélangé à du pus ou à des mucosités, suivant la maladie dont l'hémorrhagie n'est que le symptôme.

Les causes les plus fréquentes de ces pertes sont :

Les *granulations,* les *fongosités*, les *polypes* et les *tumeurs fibreuses,* enfin les *cancers*.

Pendant les règles, on n'interviendrait qu'autant que l'hémorrhagie serait très-abondante. Alors, au moyen de l'Utérophore, beaucoup mieux qu'avec le ballon Gariel, on obtiendrait un tamponnement aussi complet que rapide, et sans faire éprouver de souffrance à la malade. Car, grâce à son extrême élasticité, l'appareil se moule parfaitement sur le col de la matrice et en obstrue l'ouverture.

Dans les pertes de sang qui ont lieu dans l'intervalle des règles, si la cause qui les produit tient à des ulcérations fongueuses du col, l'Utérophore, en maintenant appliqué sur le mal lui-même un topique astringent ou cathérétique, en modifiera l'état fongueux ; et on arrivera ainsi à faire disparaître l'accident.

De l'engorgement de matrice, de l'abaissement et des déviations du même organe.

Sous l'influence d'inflammations réitérées, le col de la matrice acquiert un surcroît de vitalité qui augmente son volume. La circulation se fait difficilement dans son tissu ; le sang y séjourne. Il y a, comme on dit vulgairement, *engorgement*.

Les malades ressentent alors une sorte de pesanteur dans le fondement ; et, quand elles s'asseyent sur un siége dur, elles éprouvent une espèce de refoulement.

Dans les efforts pour aller à la garde-robe, le col s'abaisse davantage dans le vagin, à l'entrée duquel il forme une saillie dure et arrondie que la femme peut toucher avec le doigt. Aussi ce canal dilaté perd-il de sa contractilité. Et l'inflammation, provoquée et entretenue par cet accident, se traduit-elle par des fleurs blanches abondantes.

C'est dans ce cas surtout que l'Utérophore est appelé à rendre de signalés services. Par une douce et moelleuse pression, il soutient et relève la matrice ; et aussitôt la femme n'éprouve plus cette sensation si pénible de ressentir, étant debout, une pesanteur douloureuse dans le bas-ventre, comme si l'utérus allait s'échapper. Et cette courbature si intense, que la chute des reins paraît comme contusionnée, sera de beaucoup diminuée.

Dès que l'état aigu sera jugé, une cautérisation au fer rouge est indispensable, afin de modifier profondément l'état organique de l'utérus et de favoriser la résolution de l'engorgement. Mais que les malades ne s'effrayent point de cette opération ! Elle n'est aucunement douloureuse. La femme n'éprouve uniquement qu'une sensation de chaleur. Or, devant les résultats heureux qui en sont la conséquence, il n'y a pas d'hésitation possible.

L'*abaissement* poussé à ses dernières limites n'est autre chose que la *chute* de la matrice. Alors on voit entre les cuisses, et sortant par la vulve, une tumeur violacée qui ressemble à une poire, et dont la petite extrémité, dirigée en bas, présente un orifice.

Bien préférablement aux pessaires et aux redresseurs utérins qui *eunuquéfient* la femme, l'Utérophore remédie à cette infirmité. Par sa grande souplesse, par sa grande élasticité, tout en étant très-résistant, cet appareil, placé entre la vessie et le rectum, n'incommode nullement ces organes, et ne trouble point leurs fonctions. Imbibé d'un topique lénitif, il calme les parties irritées, loin de les enflammer comme le font les pessaires. Toutefois, il a besoin d'être renforcé par un plancher périnéal approprié. La matrice se trouve alors placée sur un doux et léger coussinet, rempli d'air. Et la femme cesse d'éprouver les tiraillements si pénibles des aines, et les démangeaisons insupportables qui siégent autour de la vulve et à la partie supérieure des cuisses.

Par suite de l'augmentation de volume du col, la matrice, abaissée, s'incline tantôt en avant, tantôt en arrière, fléchie ou non sur elle-même. Ces changements dans les rapports normaux constituent les différentes espèces de *déviations*.

Ces accidents sont le plus ordinairement la conséquence des états inflammatoires de l'utérus. Notre appareil y remédie sûrement.

Quand la matrice est très-abaissée, elle s'oppose à l'introduction de l'Utérophore par le vagin. Celle-ci se fait alors par le *rectum*, et tout aussi facilement. Ainsi, dans les cas d'antéversion ou d'antéflexion avec abaissement marqué, nous avons obtenu en quelques jours les résultats les plus satisfaisants, même l'accident remontant à une date ancienne. La femme s'applique tout aussi bien *elle-même* l'appareil, et n'en ressent aucune gêne ni fatigue pendant la marche ou au repos.

Des ulcérations.

Que les malades ne s'effrayent pas de ce mot,

et ne le confondent pas avec celui d'*ulcère*, qui n'est pas du tout la même chose. Les ulcérations sont des plaies qui guérissent, soignées convenablement, tandis qu'au contraire les ulcères s'étendent et creusent, quoi qu'on fasse.

Les ulcérations ne sont le plus souvent que l'état terminatif des inflammations des organes génitaux. Au début, elles siégent d'ordinaire sur le col de la matrice et ne sont qu'une sorte d'érosion, de déchirure superficielle de la muqueuse ; mais elles tendent toujours à s'introduire dans la cavité du col.

Abandonnées à elles-mêmes, les ulcérations ne guérissent pas.

Parce que, sur la matrice, une plaie, si petite qu'elle soit, se trouve · constamment baignée par des liquides irritants.

Parce qu'ensuite, les règles revenant périodiquement, ajoutent une surabondance de vitalité.

Et parce qu'enfin, les rapports sexuels agissent directement sur cette plaie par le contact, et indirectement par l'afflux plus abondant du sang.

Comme dans l'engorgement, l'Utérophore aura pour premier avantage de tenir la matrice au repos. Il permettra également de maintenir, appliqué exactement sur l'ulcération, un topique résolutif approprié ; et c'est là le point capital.

Car, si sur une partie extérieure du corps une plaie guérit rapidement, c'est que l'on peut faire un pansement régulier.

Tout comme sur la peau, des éruptions de diverses formes peuvent se développer sur le col de la matrice.

Les plus fréquentes sont l'*herpès* et l'*eczéma*.

Dans ce cas, la cautérisation ne ferait qu'exaspérer le mal, alors qu'il est sous la dépendance d'un tempérament *âcre*.

Aussi n'est-ce que par le traitement général que l'on triomphera de cet accident. Et le moyen le plus efficace que nous connaissions, c'est la *sudothérapie,* moyen que nous exposerons en terminant notre travail.

Par la description sommaire que nous venons de faire des principaux éléments des maladies des femmes, et des indications qui en découlent

pour le traitement local, il est clairement dé-
montré que, par l'Utérophore, la femme *elle-
même* pourra remplir la plupart de ces indications, sous la direction du médecin.

Maintenant, quelques mots sur le *traitement
général.*

Du traitement général.

Sous l'influence de la plupart des maladies
chroniques de l'utérus, l'appareil digestif et le
système nerveux sont surtout troublés.

La femme se plaint constamment d'un état
de lassitude, d'une douleur à l'épigastre, et qui
s'étend entre les deux épaules. Elle ressent des
tiraillements pénibles dans l'estomac, des palpitations de cœur, et, à la moindre marche, de
l'oppression.

Les instincts deviennent bizarres.

Les traits du visage s'altèrent d'une façon
caractéristique; ils sont tirés et ont une expression de souffrance particulière. Le regard est
languissant et la physionomie sans expression.

Le teint est pâle et d'un aspect terreux. Les chairs sont molles et flasques. Le corps est souvent incliné en avant, la tête fléchie, comme si les divers segments étaient affaissés les uns sur les autres.

Quelquefois, au lieu d'amaigrissement, il survient un embonpoint de mauvais aloi; la femme paraît comme boursouflée.

Le moral est tout aussi déprimé que le physique. La vie n'est plus que tristesse; broyer du noir devient une habitude. Et malheur à l'entourage de la malade! c'est la victime obligée de ses souffrances.

Il faut donc de toute nécessité, alors que les organes génitaux sont dans un état à peu près satisfaisant, relever le ton de l'économie et régulariser l'innervation au moyen des différents *reconstituants.*

Un des plus puissants moyens que nous ayons employés depuis plusieurs années, et avec succès, c'est la *sudothérapie,* ou sudation formulée.

Nous lui donnons la préférence sur une saison passée dans une station thermale en renom.

Plus sûrement que par l'hydrothérapie, on calme l'innervation, la sudation étant un antispasmodique énergique.

Appliquée à domicile, grâce à d'ingénieux appareils, et dans les conditions physiologiques les plus favorables, il n'y a jamais d'accidents à redouter.

Loin d'affaiblir l'économie, on active la nutrition, et par là même on relève les forces.

La sudation *graduée,* en amenant sur toute la surface du corps une forte dérivation, décongestionne les organes internes et favorise la résolution des engorgements de matrice, toujours si tenaces. La peau, ce vaste émonctoire, ses pores étant bien ouverts, élimine les déchets du sang, alors qu'il est *âcre* ou chargé d'éléments *gravellaires*

Les reins fonctionnent plus activement; aussi, dès les premières sudations, les urines sont-elles chargées de sédiments.

Les douleurs d'estomac, les palpitations de cœur et l'oppression, tous symptômes dus généralement à un *état congestif du foie,* lequel état existe dans presque la moitié des maladies

anciennes de l'utérus, disparaissent progres-
sivement.

Les garde-robes se régularisent, alors qu'auparavant il y avait une constipation opiniâtre; l'appétit renaît; les digestions sont plus faciles et les forces reviennent rapidement.

Aussi, par la sudothérapie bien dirigée, l'économie tout entière ne tarde-t-elle pas à être restaurée. La physionomie change d'expression; le regard, de langoureux qu'il était, devient plus vif; et le teint, au lieu de rester terreux, s'éclaircit. Les taches grisâtres qui forment comme un masque s'éteignent et disparaissent complétement.

Alors la femme, débarrassée de ses dou-leurs et de ses inquiétudes, redevient gaie. Elle se sent comme renaître à la vie. Et de nouveau elle peut vaquer librement à ses occupations et goûter les joies de la famille.

Paris. — Imprimerie FÉLIX MALTESTE et Cie, rue des Deux-Portes-Saint-Sauveur, 22

www.ingramcontent.com/pod-product-compliance
Ingram Content Group UK Ltd.
Pitfield, Milton Keynes, MK11 3LW, UK
UKHW021034120726
13693UKWH00005B/2311